IRMGARD ERATH

Kleiner Engel,

für immer in unserem Herzen

GROH

Die zärtlichen Erinnerungen an euer Kind

werden in eurem Herzen sicher geborgen sein

und die Liebe wird euch eine innere Nähe schenken,

die euch nichts und niemand mehr nehmen kann.

Stille voll Zärtlichkeit

Das Leben eures Kindes schien
wie ein glücklicher Augenblick,
wie ein zarter Windhauch,
wie ein heller Sonnenstrahl ...

Jetzt ist nur noch Stille in euch und um euch.
Eine Stille voll Trauer, Zärtlichkeit und Liebe.

Es ist eine heilige Stille – eine Stille,
in der eure Seelen der Seele eures Kindes ganz nah sind.

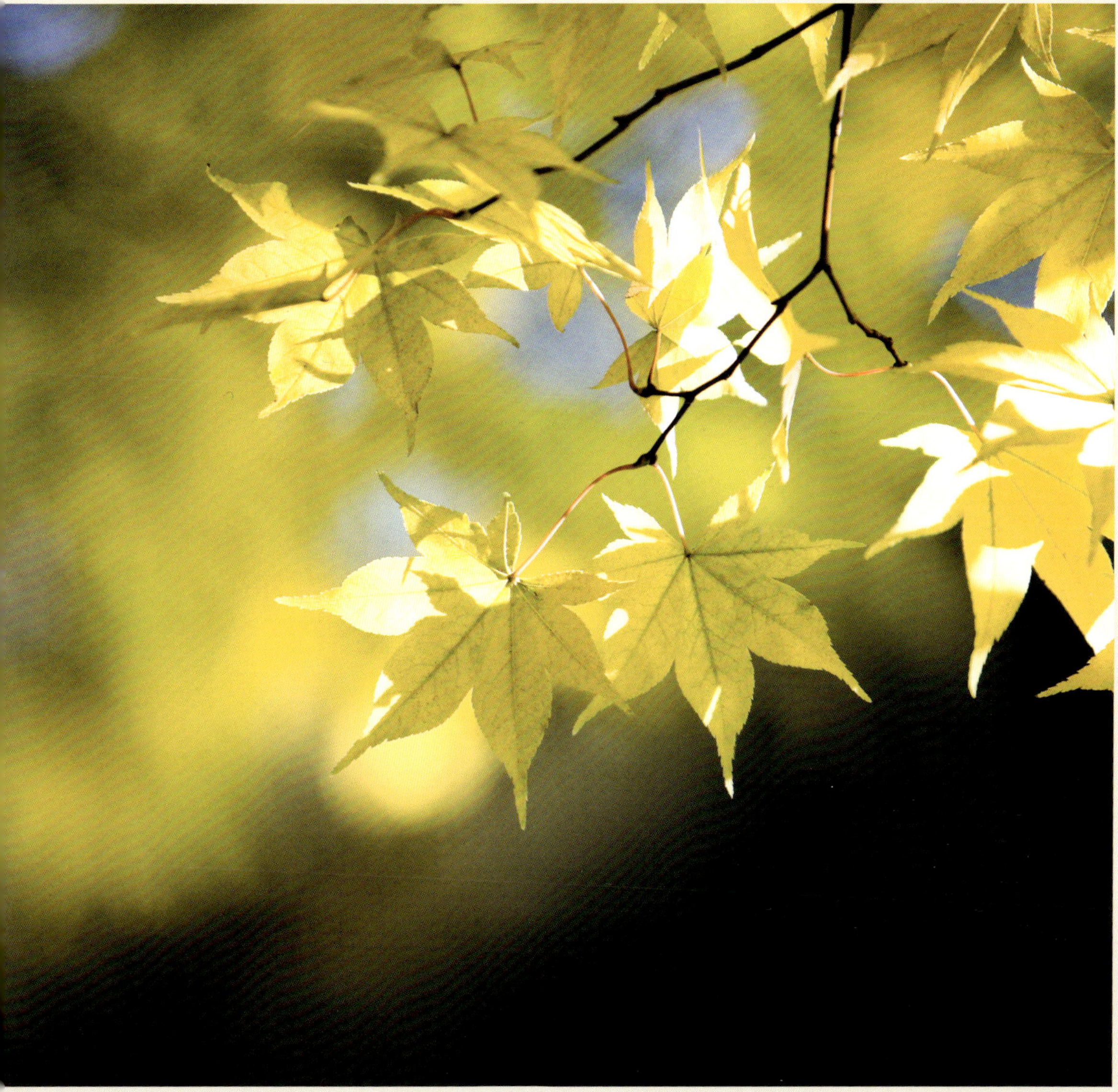

Trauer und Schmerz

Alles in euch wehrt sich gegen das, was geschehen ist. Der Schmerz des Abschieds ist so groß, dass er körperlich spürbar ist; die Frage nach dem Warum quält eure Gedanken; Trauer und Verzweiflung nehmen die Luft zum Atmen; euer Kind ist gegangen und plötzlich ist die Welt so leer…

All diese Gefühle sind die Antwort des Herzens auf den Verlust eures geliebten Kindes. Nehmt diese Gefühle an, lebt sie und lasst ihnen Zeit. Viel Zeit.

Damit eure verwundeten Seelen heilen können.

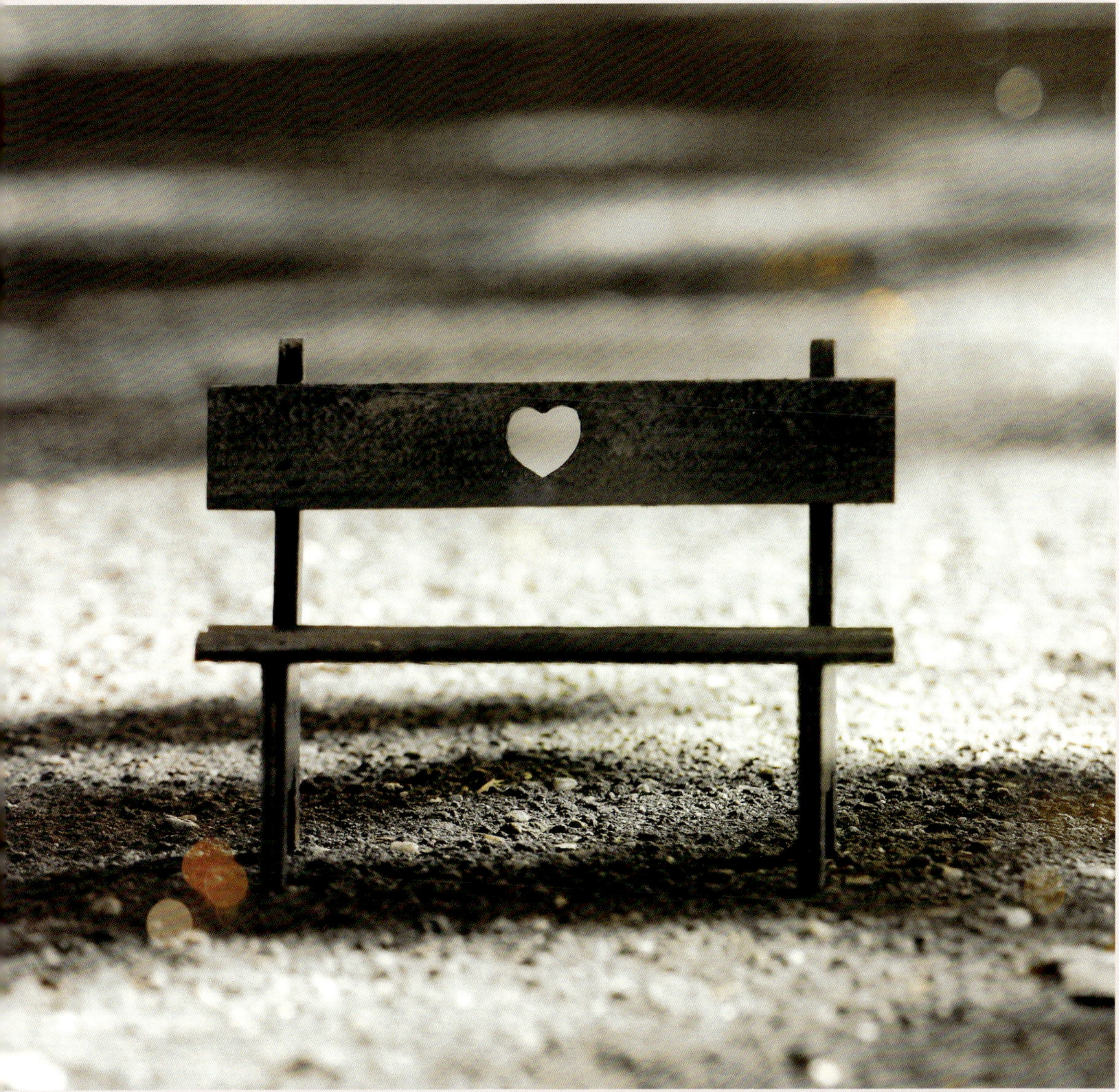

Kurze Zeit

Eure ganzen Hoffnungen und Träume
galten eurem Kind und seiner Zukunft.

Aber sein Leben war bereits zu Ende, noch ehe es für euer Kind richtig begonnen hatte. Und seine Zukunft wurde zur Vergangenheit, noch ehe es die Gegenwart mit all ihren kleinen und großen Wundern in ihrer ganzen Fülle erfahren durfte.

So kurz war die euch geschenkte Zeit.
Und doch hat euer Kind euer Leben reich gemacht,
als hätten sich eure Hoffnungen erfüllt.

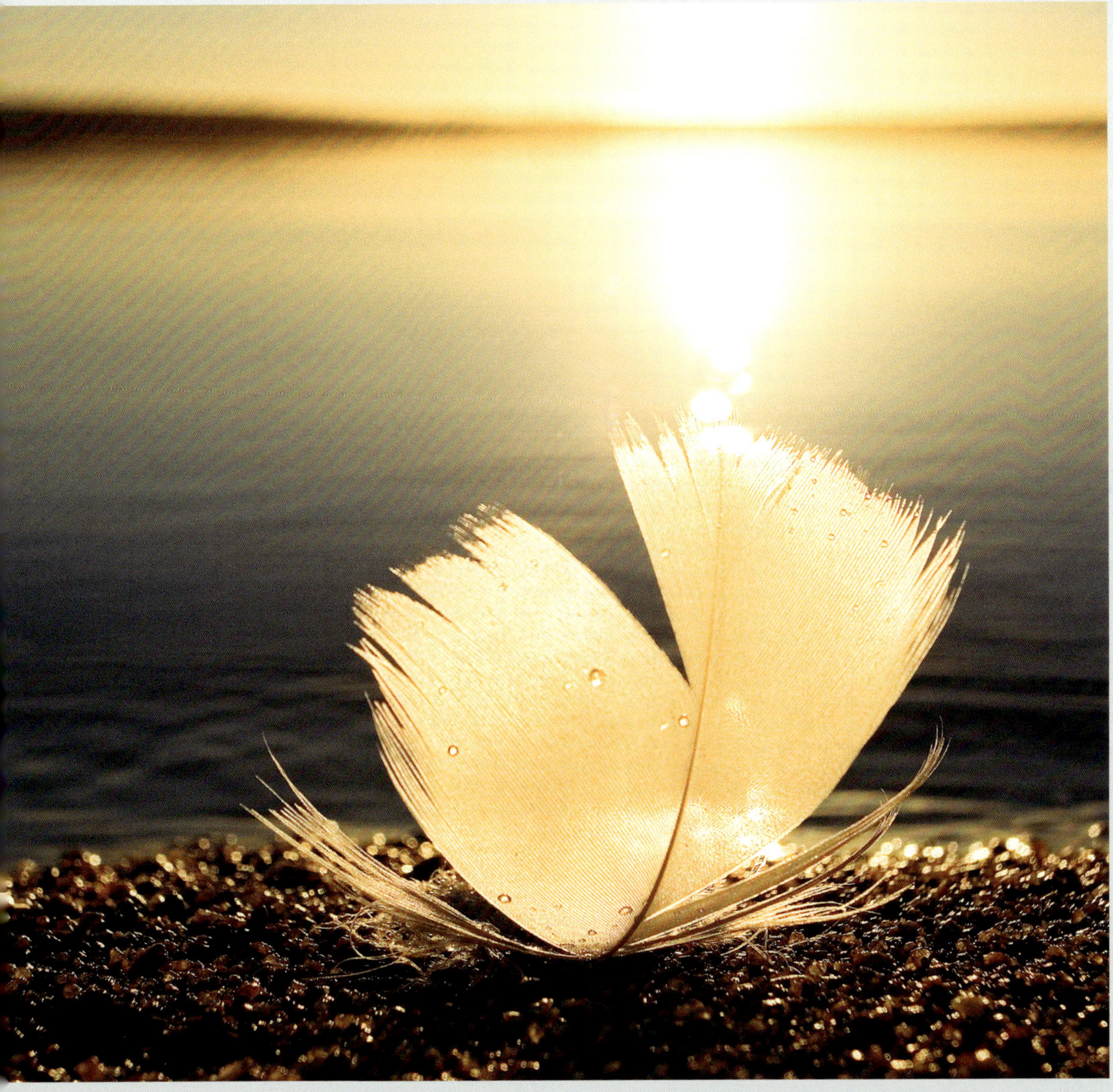

Fern und doch ganz nah

Auch wenn euer kleiner Engel
so fern ist wie der Regenbogen,
so fern wie der Himmel,
so fern wie die Sterne …
ist er euch doch ganz nah.

Denn die Liebe kennt keine Grenzen,
sie kennt weder Raum noch Zeit.
So fern euer kleiner Engel auch sein mag,
sie findet den Weg zu ihm.

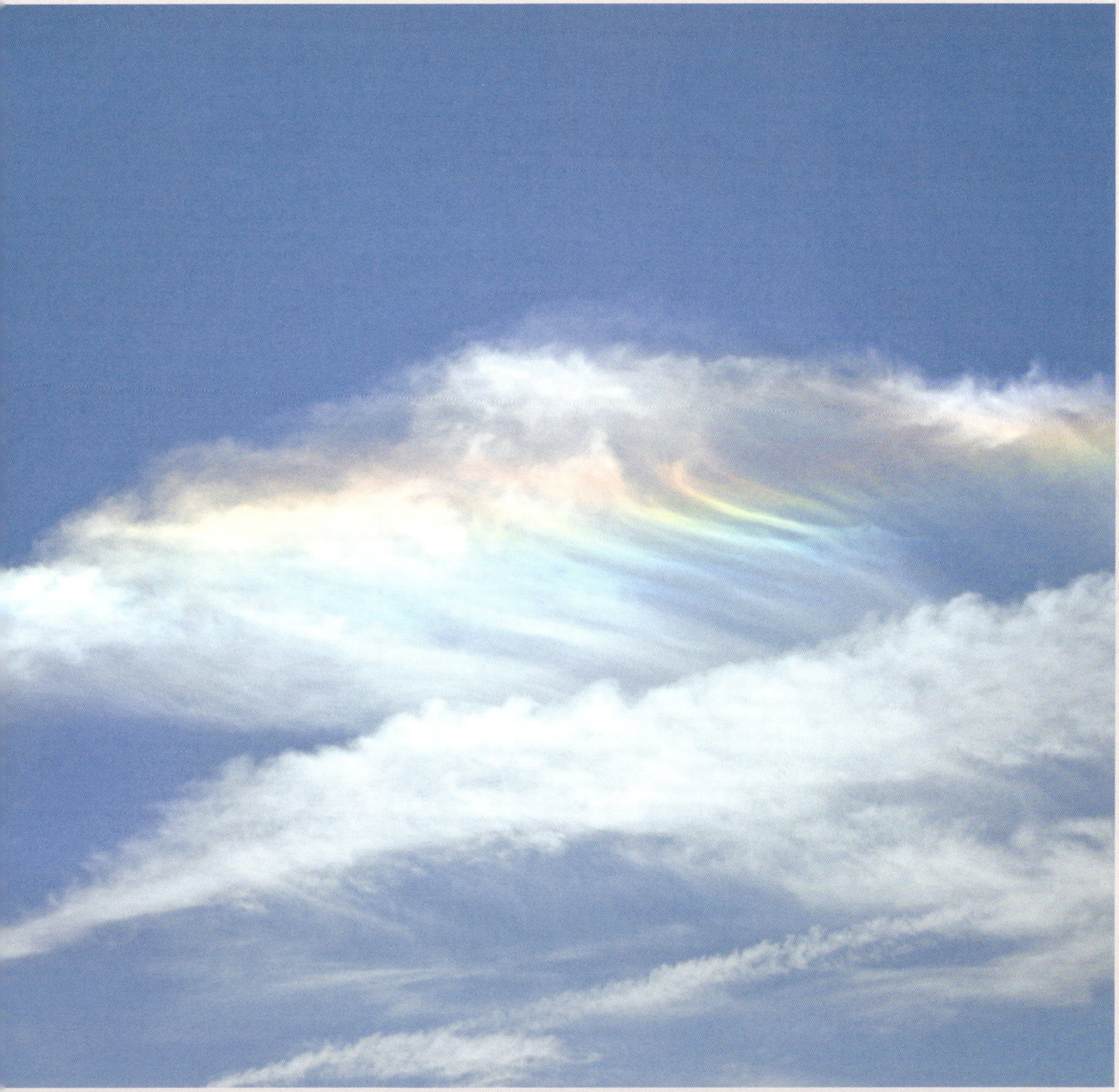

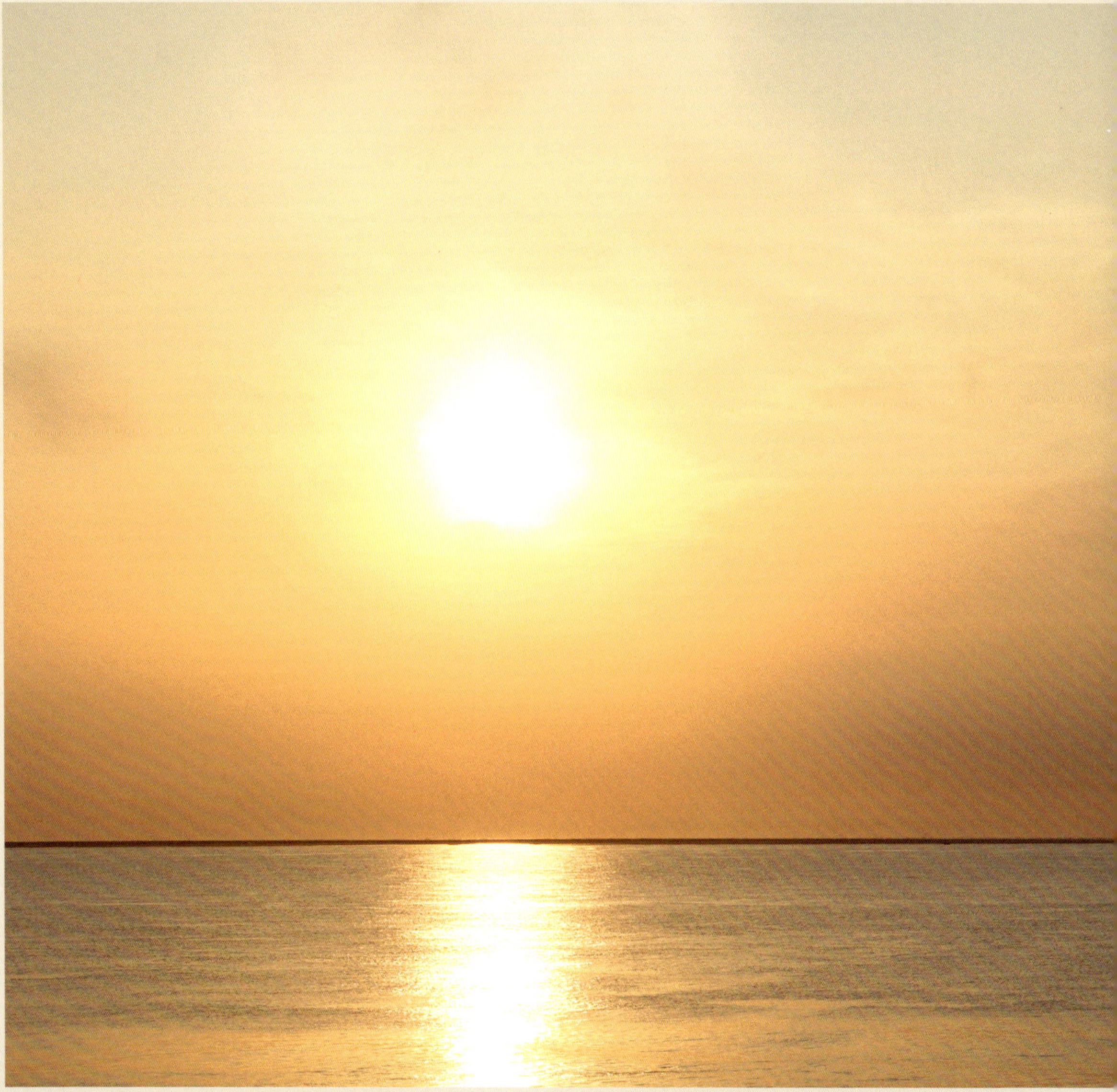

*Dem Tod gehört
nur ein Augenblick.*

*Der Liebe gehören
Zeit und Ewigkeit.*

Erfülltes Leben

Wie schwer wird es euch ums Herz beim Anblick von Kindern,
die sich freuen, die miteinander spielen,
singen und lachen, die vielleicht die Freunde eures Kindes,
seine Weggefährten geworden wären.

Wie schwer wird es euch ums Herz bei dem Gedanken daran,
dass dies alles eurem Kind versagt bleibt.

Selbst wenn es noch so vieles versäumt,
sein Leben war dennoch ein wunderbar erfülltes:
Durch eure Fürsorge – durch eure Liebe.

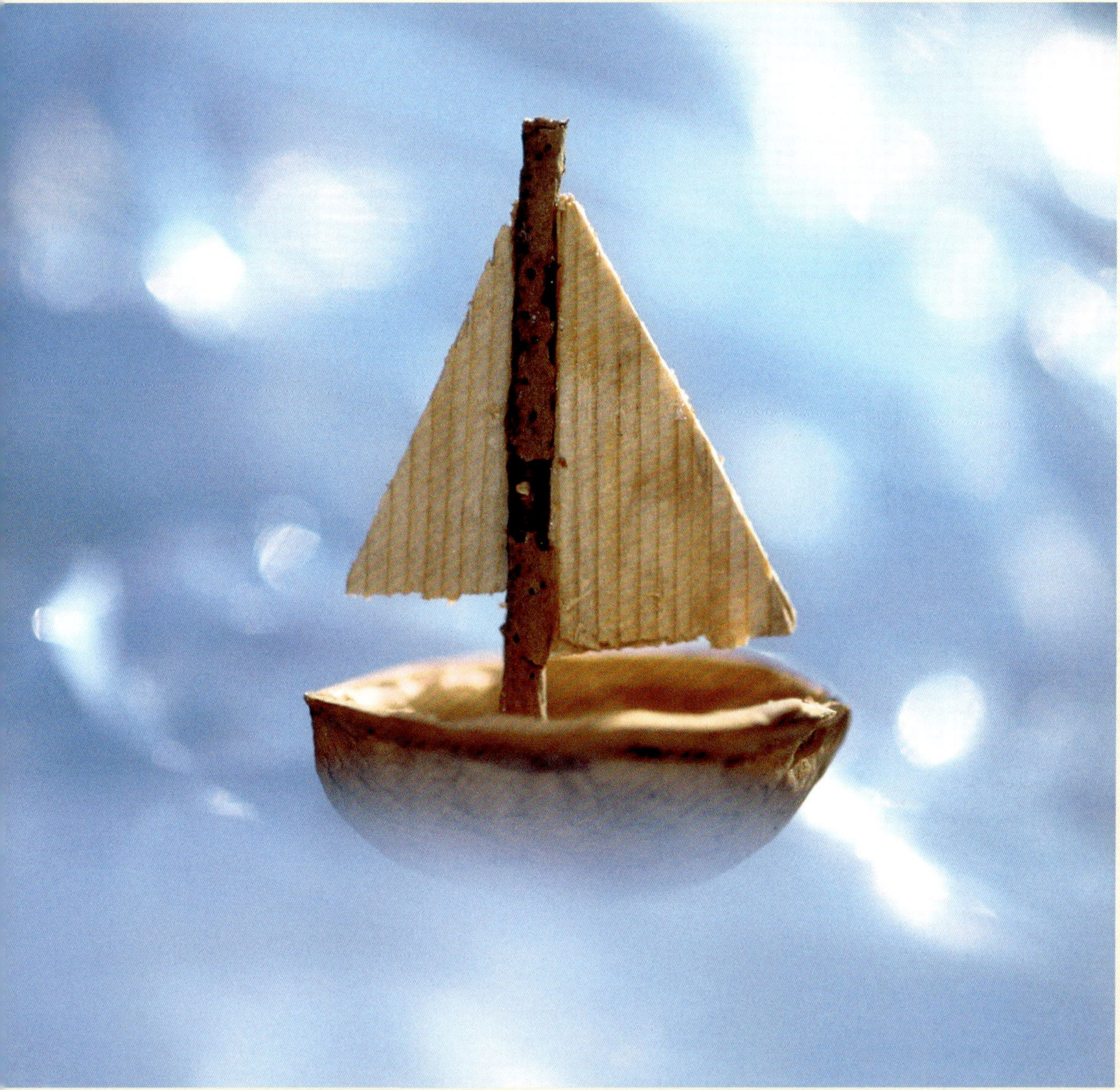

Kleine Lichter

Mögen in jeder glücklichen Erinnerung,
in jedem zärtlichen Gedanken an euer Kind,
in jedem Augenblick inniger Verbundenheit mit ihm
kleine Lichter aufleuchten, die euren Weg erhellen
und die euch Mut machen weiterzugehen.

Kleine Lichter, die nie erlöschen,
denn die Liebe wird sie behüten und beschützen
wie einen kostbaren Schatz.

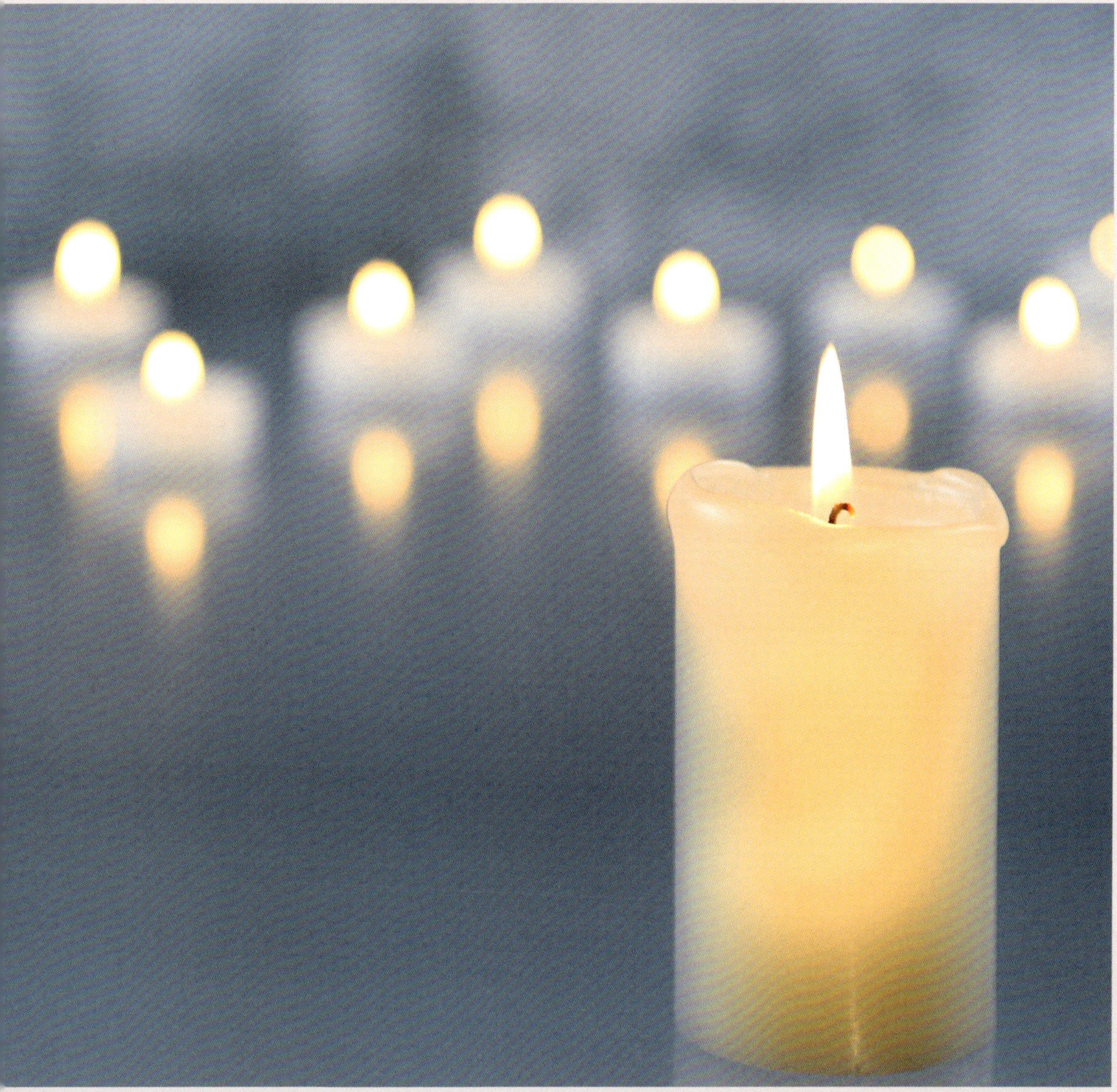

Wohltuende Gespräche

Ich wünsche euch den Mut, den Menschen, die euch nahestehen,
von eurem Kind und all dem Schönen zu erzählen,
das es in euer Leben gebracht hat.

Aber auch davon, wie sehr ihr es vermisst und wie groß
Schmerz und Trauer sind, die der Abschied in euren
Herzen zurückgelassen hat.

Darüber reden tut der Seele gut. Es ist aber auch
ein Zugehen auf die anderen, das sie spüren lässt,
wie sehr ihr euch nach ihrer Anteilnahme
und nach ihrem Trost sehnt.

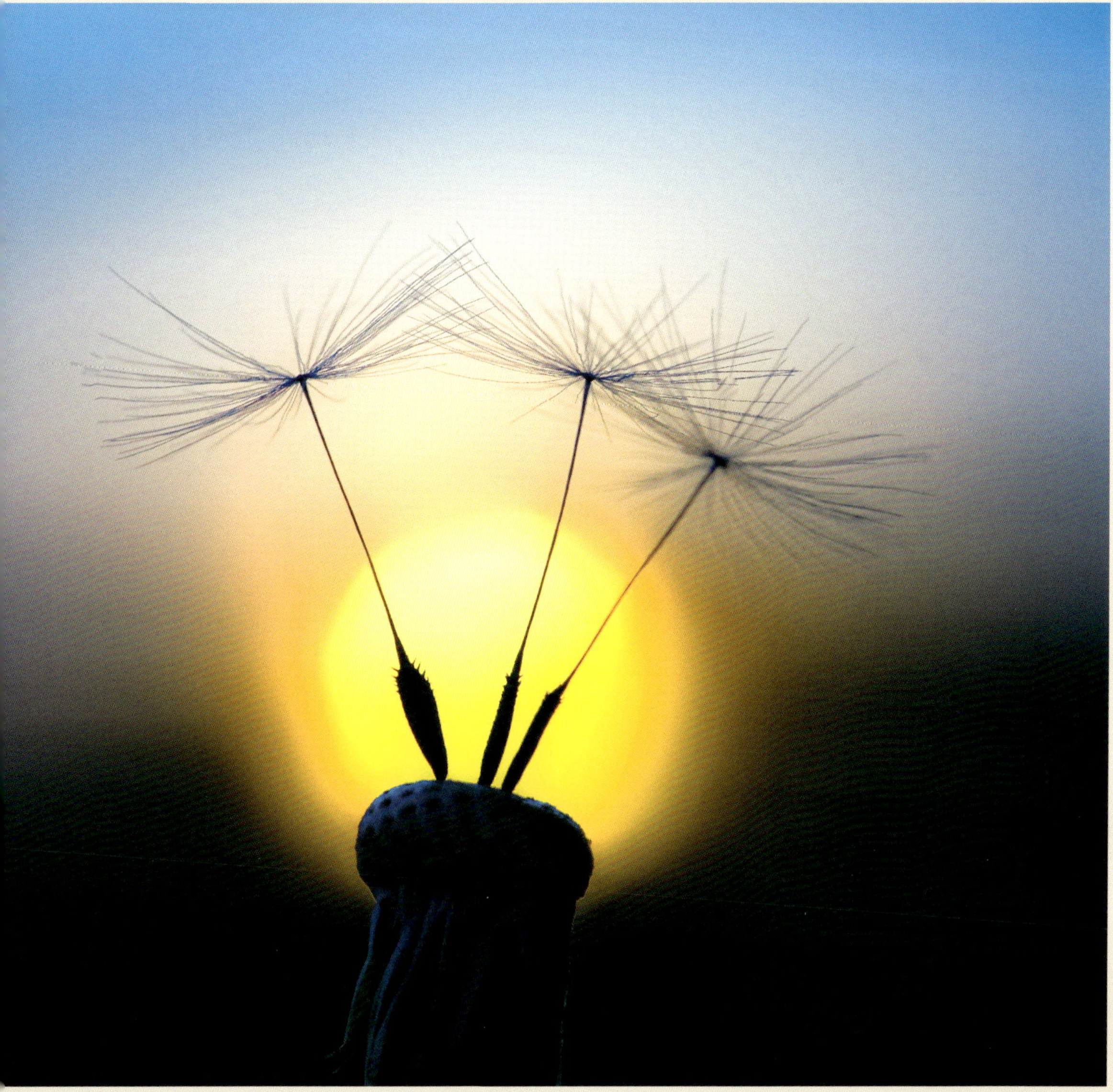

Das Bild in eurem Herzen

Das Bild eures Kindes, das ihr in eurem Innersten tragt,
ist das Kostbarste, das euch geschenkt ist.

Das Bild – es tut weh
und hat doch etwas unbeschreiblich Tröstendes.
Denn es schenkt euch euer Kind immer wieder neu.

Das Bild eures Kindes – möge es zärtlich geborgen
für immer in eurem Herzen sein.

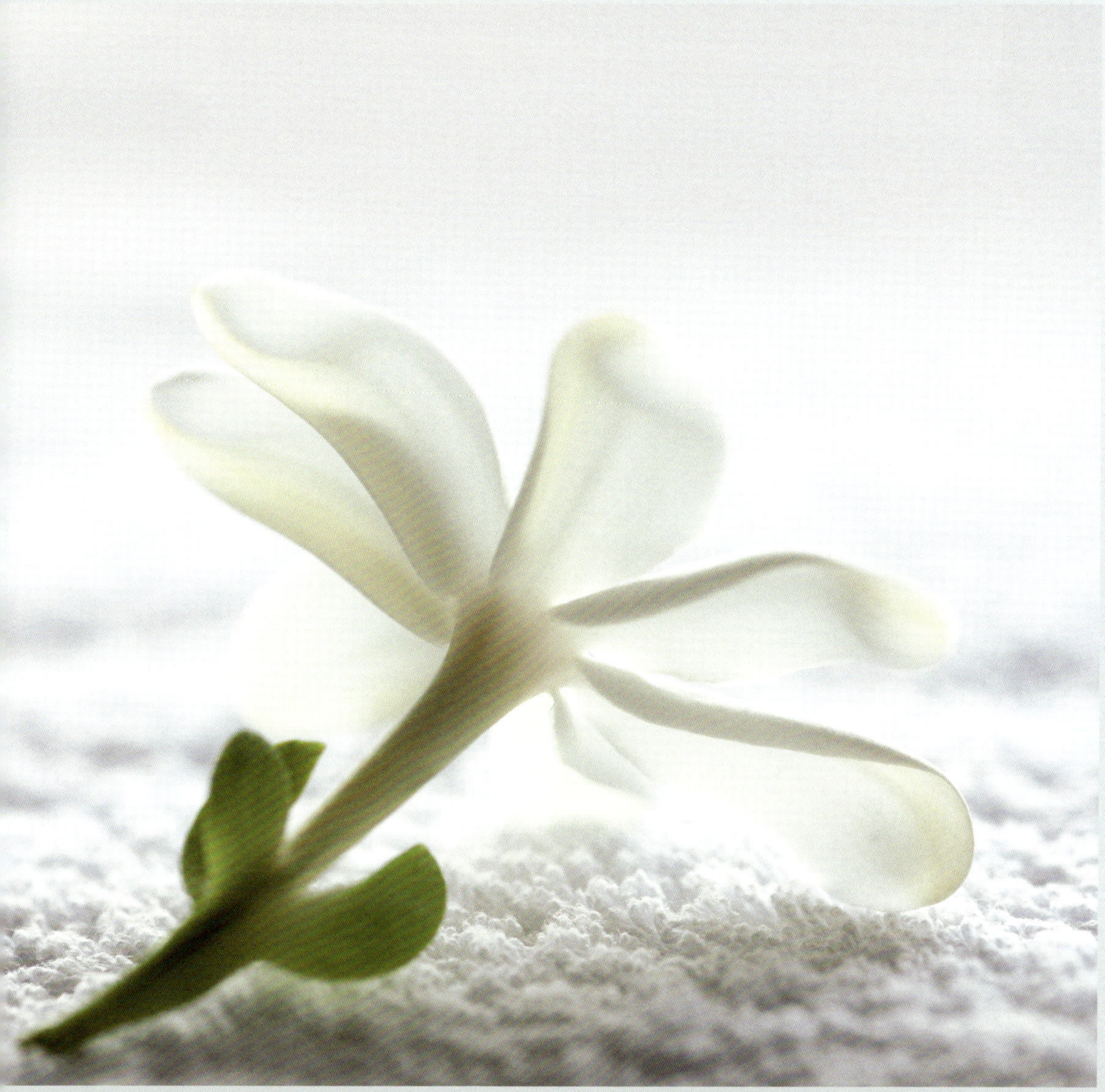

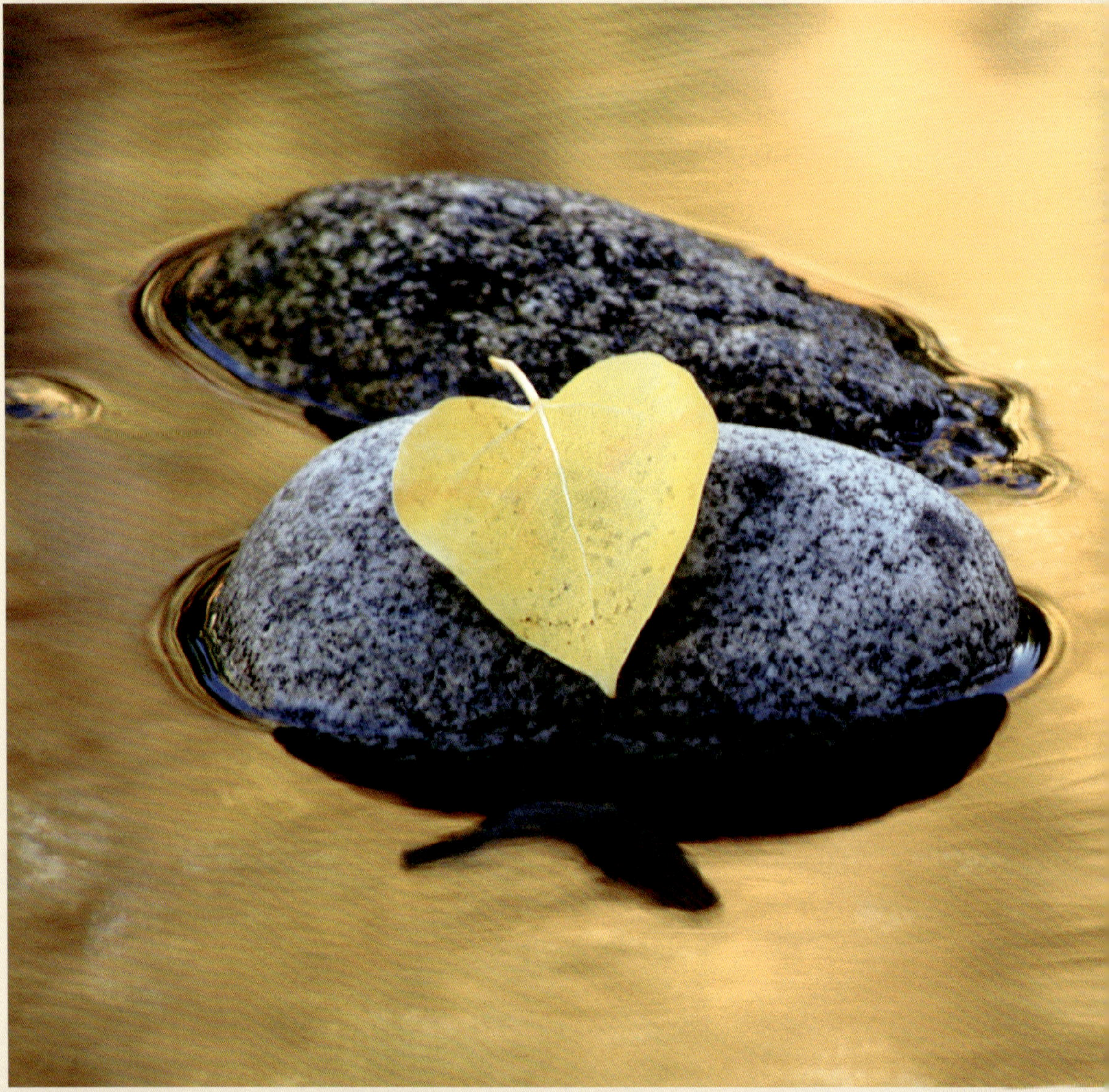

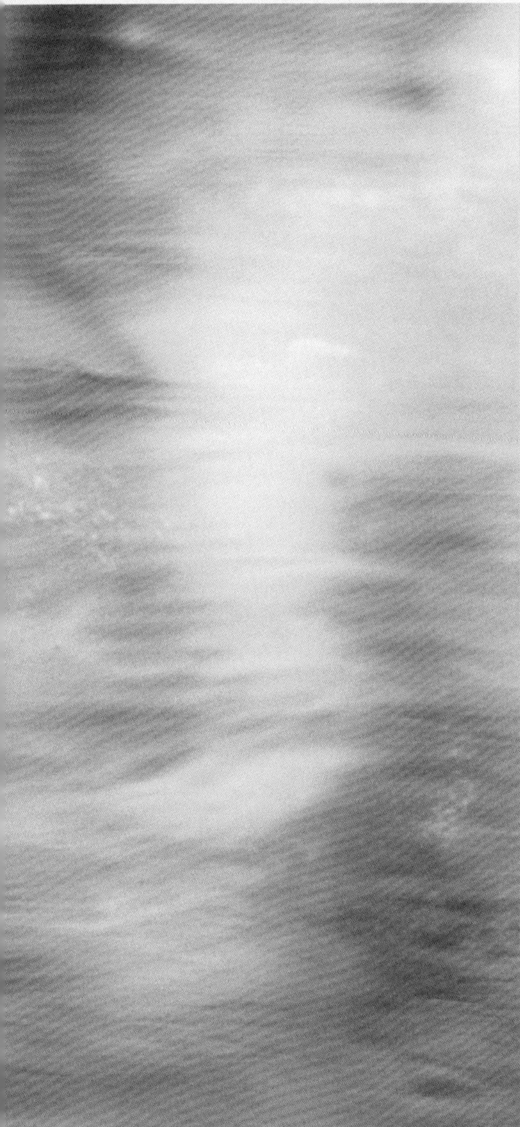

*Nichts, was dem
Herzen kostbar ist,
kann jemals verloren
gehen, wenn wir es
in die Obhut
der Liebe geben.*

Heilende Tränen

Trauer ist eine zarte Form der Liebe, die sich nicht mehr in Worten und Berührungen offenbaren kann, sondern nur noch in Tränen, die sich aus dem Innersten einen Weg nach draußen suchen.

Wenn euer Herz von Trauer überwältigt wird,
dann wünsche ich euch den Mut zu weinen.
Nur geweinte Tränen sind befreiend und heilend
und nehmen die Bitterkeit von der Seele.

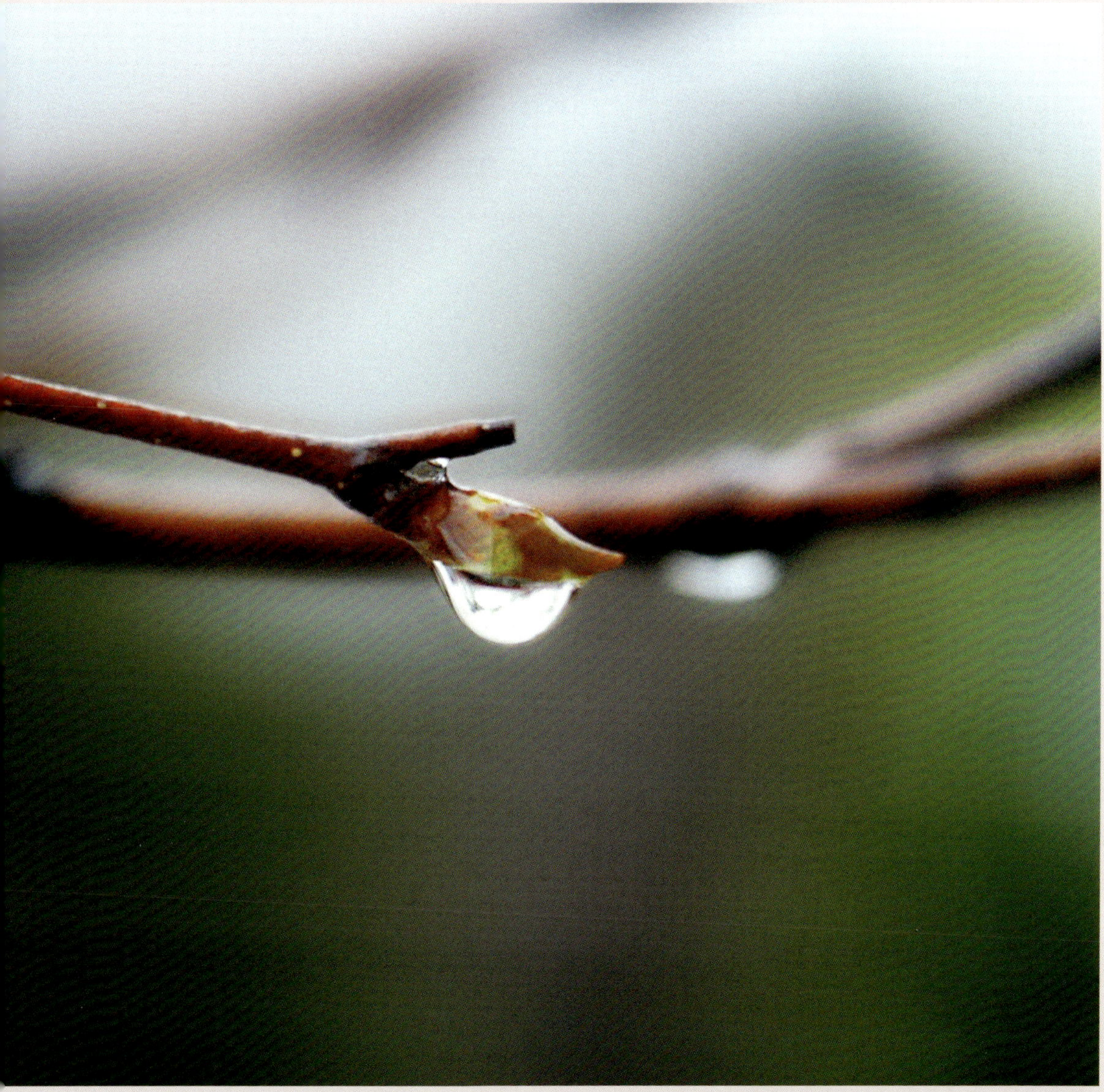

Einzigartig

Alles an eurem Kind war einzigartig:
sein Gesicht, seine Augen, seine Art zu lachen,
zu weinen, euch zu umarmen, euch sein Vertrauen
und seine Liebe zu schenken …

Niemand wird jemals seinen Platz
in der Welt, in eurem Leben,
in eurem Herzen einnehmen können.

Er wird für immer eurem Kind gehören.

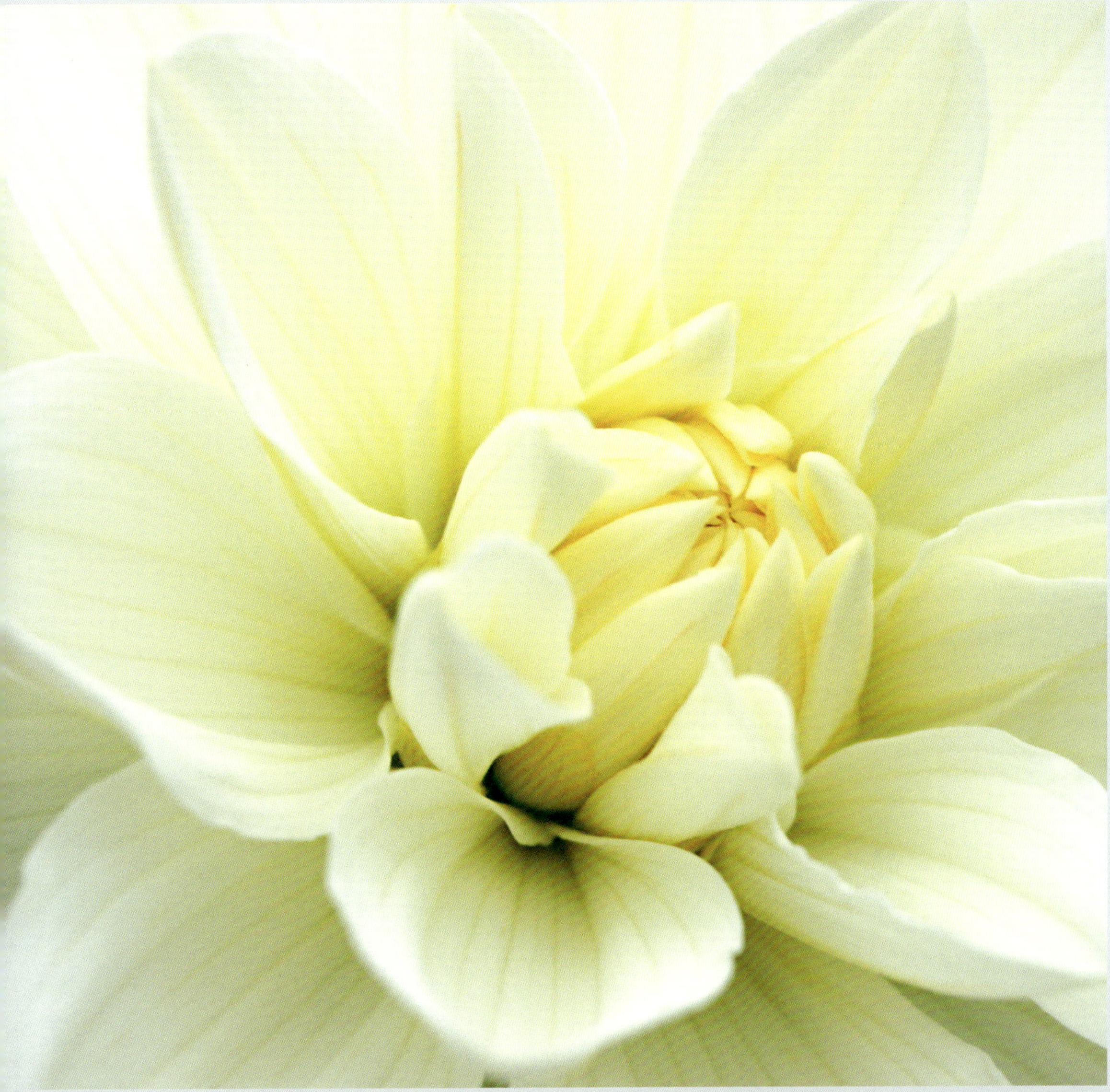

Der Name eures Kindes

Als es in euer Leben kam,
habt ihr mit viel Liebe einen schönen,
einen ganz besonderen Namen ausgesucht.
Einen Namen, so wunderbar wie euer Kind.

In seinem Namen findet ihr all das wieder,
was es für euch bedeutet hat.
Und er wird euch begleiten, immer und überall.

Möge euch die Liebe immer dann,
wenn ihr den Namen eures Kindes nennt,
das stille Glück innerer Nähe schenken.

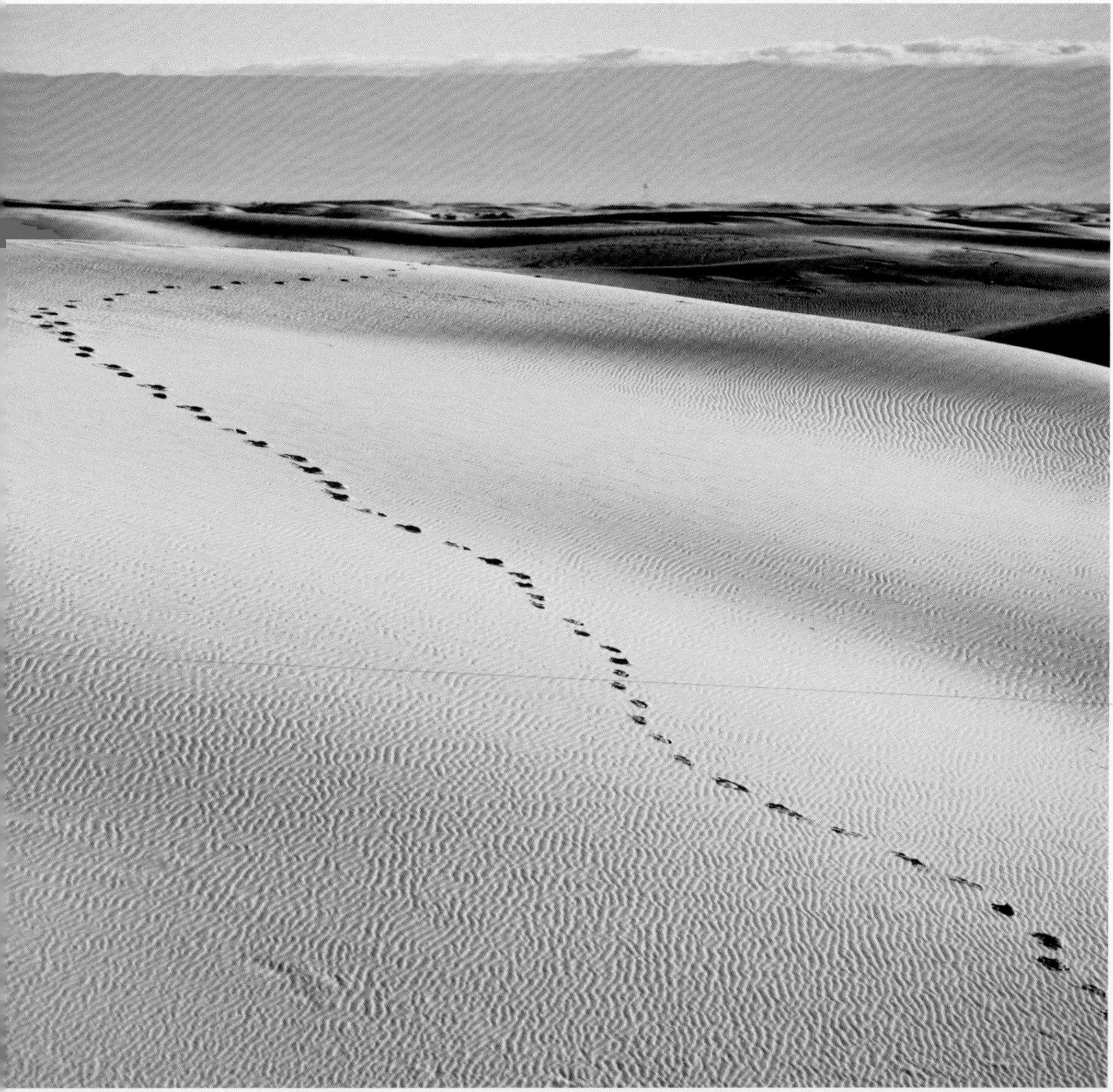

Für immer bei euch

So innig seid ihr mit eurem Kind verbunden, dass der Wunsch, mit ihm zu sprechen, allgegenwärtig ist.

Habt den Mut, eurem Kind alles zu erzählen, was euch bewegt; es in Gedanken und im Herzen ganz in euer Leben mit einzubeziehen, es Anteil nehmen zu lassen selbst an den kleinen alltäglichen Geschehnissen.

Das schenkt euch das tröstende Gefühl, dass euer Kind immer bei euch sein wird.

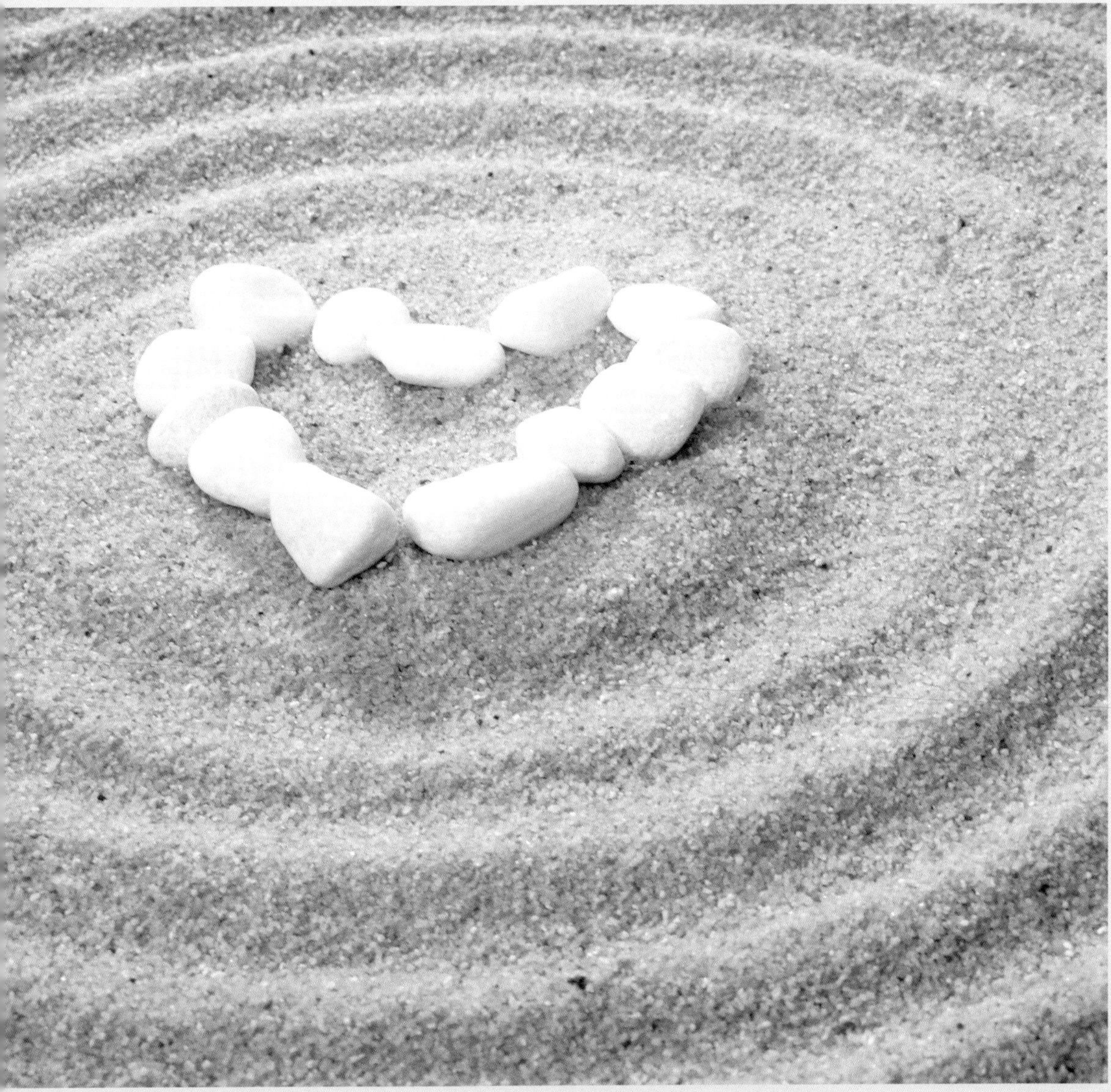

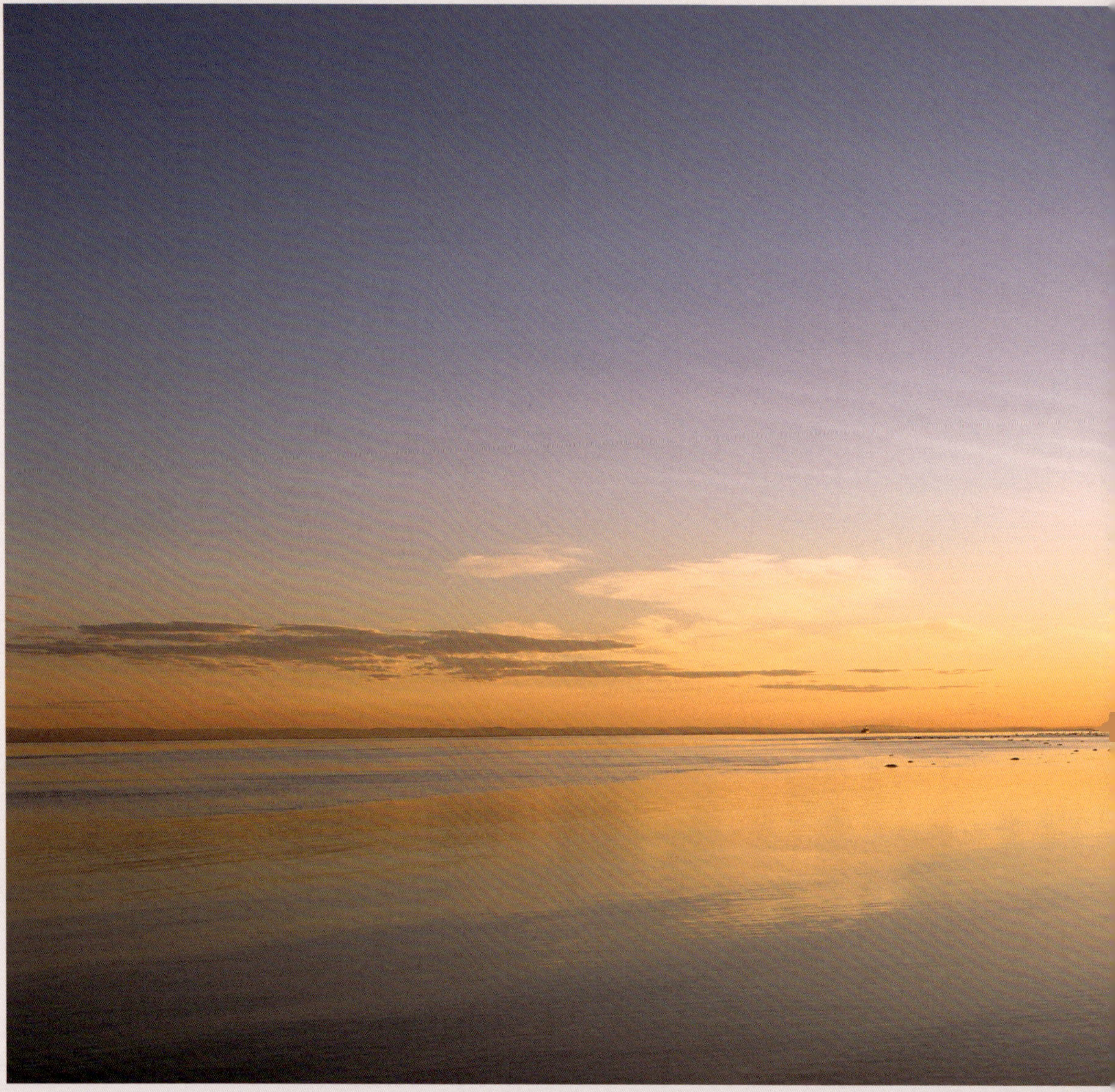

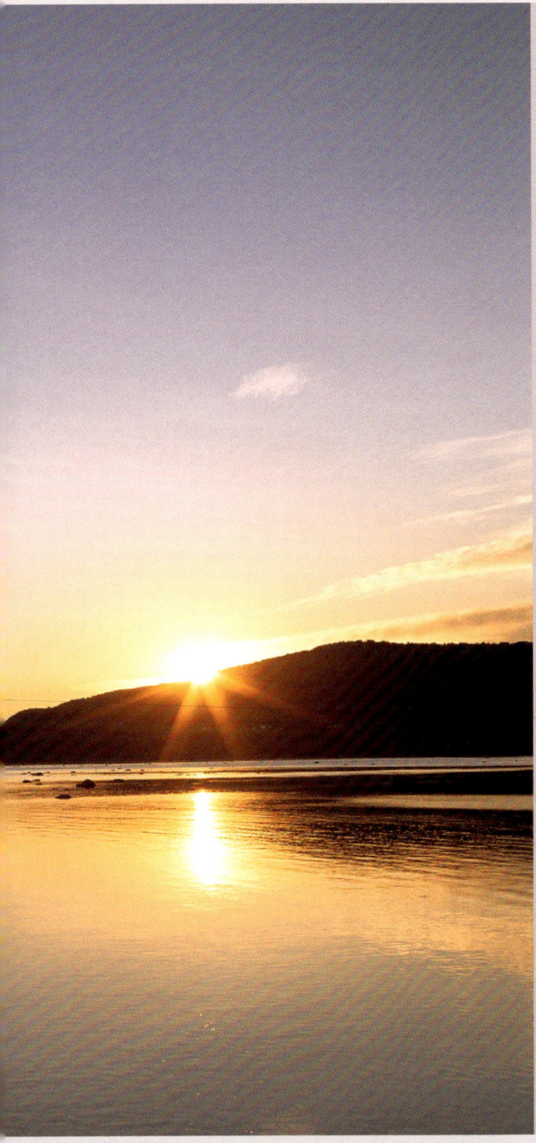

Erinnerungen
sind kleine Sterne,
die tröstend in das
Dunkel unserer
Trauer leuchten.

Liebevolles Gedenken

*Immer wieder werdet ihr den Wunsch verspüren,
dort zu sein, wo ihr euer Kind zurücklassen musstet:
an seinem Grab.*

*Lasst seine Ruhestätte zu einer kleinen
Insel für euch beide werden und zu
einem Ort der Andacht für eure Seelen.*

*Dort könnt ihr mit Blumen und Kerzen
eurer Sehnsucht sichtbaren Ausdruck geben
und eurem kleinen Engel in stillen Gebeten ganz nah sein.*

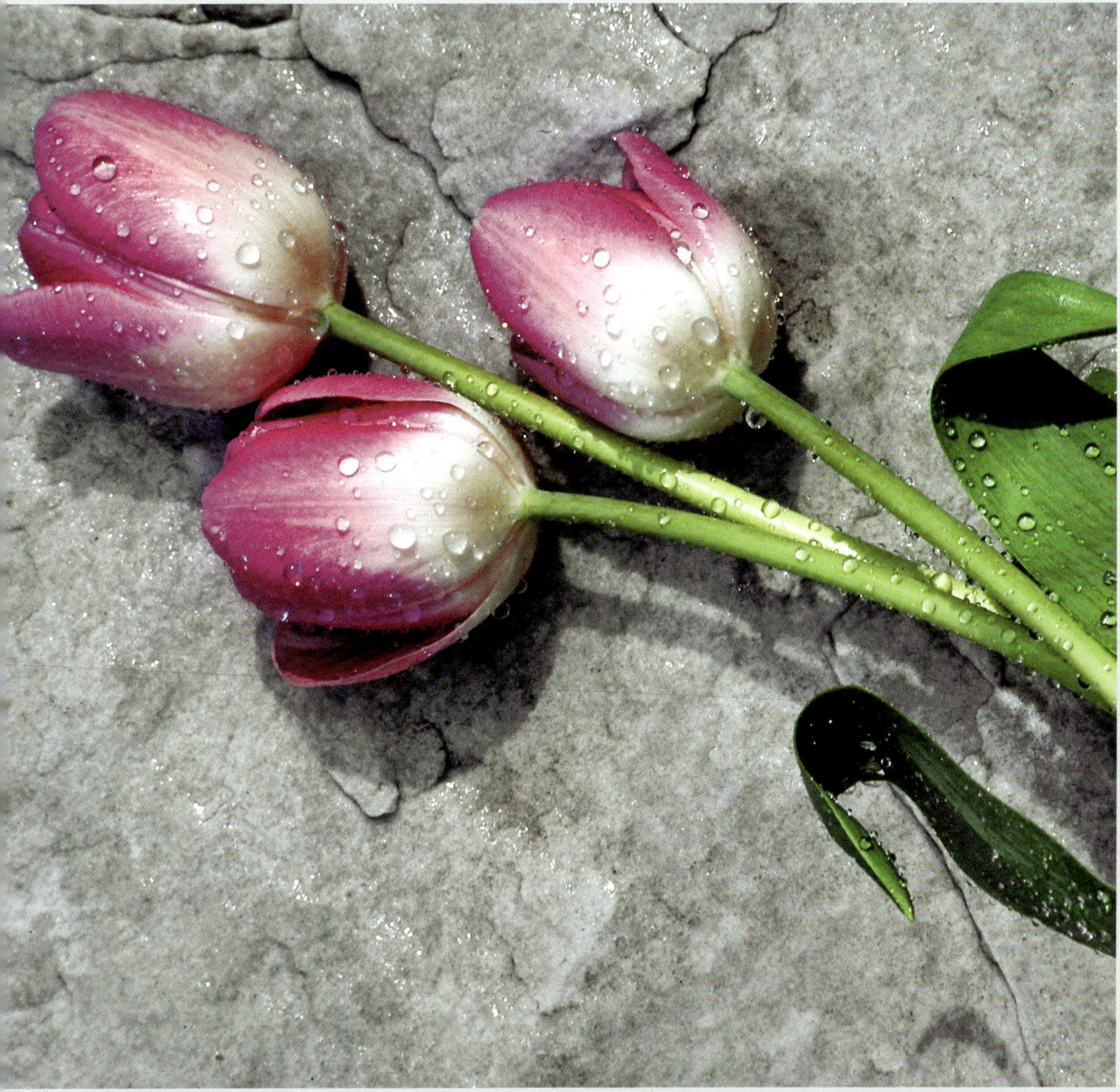

Kleines Paradies

Die Zeit mit eurem Kind war eine Zeit
zwischen Glück und Tränen,
zwischen Hoffen und Bangen,
zwischen Traum und Wirklichkeit.

Eine Zeit, so schön und schmerzhaft zugleich.
Denn die Sehnsucht eures Kindes nach Stille und Ewigkeit
wurde stärker als seine Sehnsucht nach Leben.

Ihr durftet es auf seinem Weg ins Paradies nicht begleiten.
Aber die Liebe macht aus den Erinnerungen
an euer Kind ein kleines Paradies für euch,
zu dem niemand sonst Zutritt hat. Nur ihr beide.

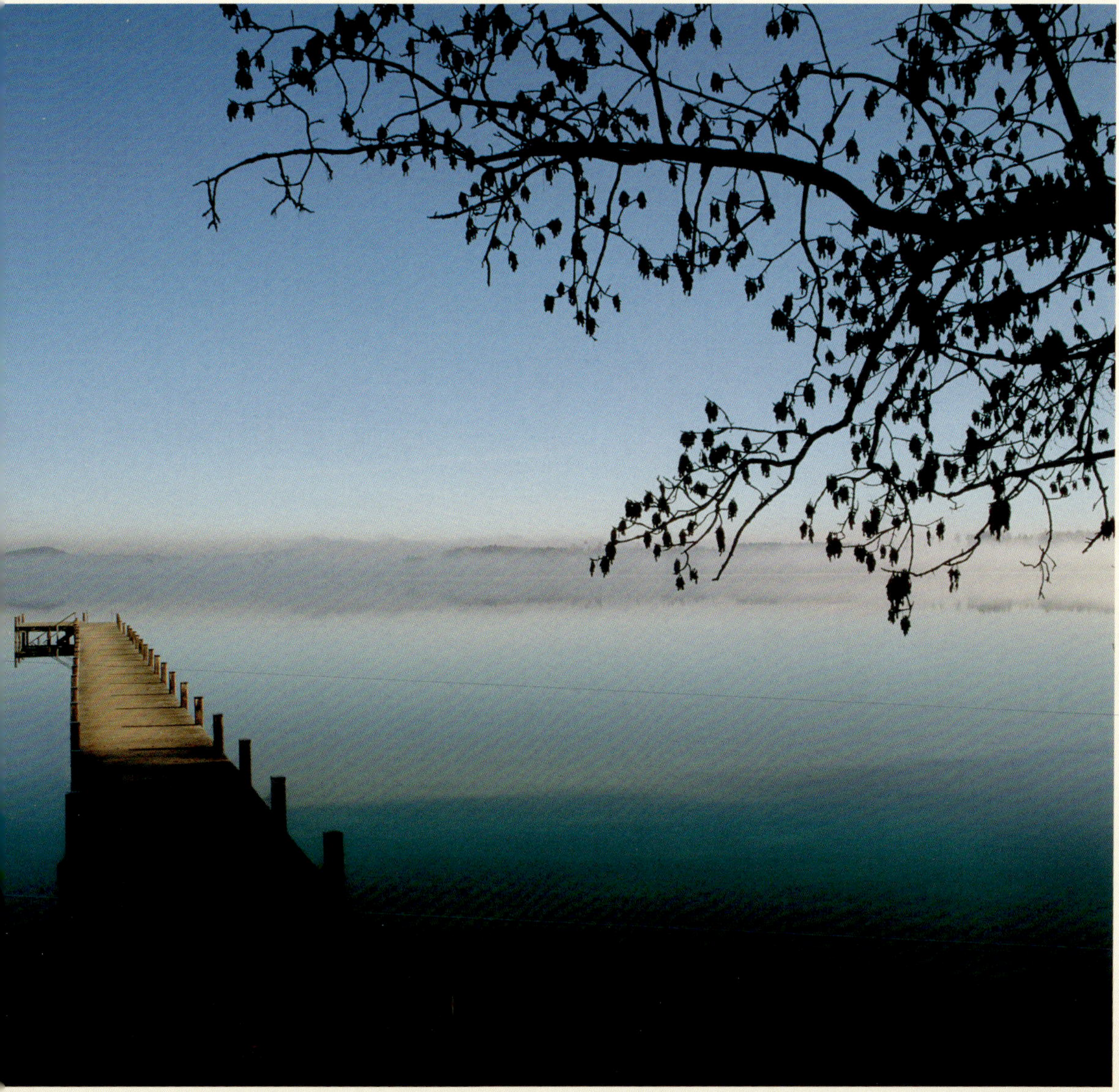

Etwas ganz Besonderes

Es wird Tage und Stunden geben, in denen euer Kind einen besonderen Platz in eurem Leben einnehmen wird: Sein Geburtstag, sein Namenstag, die Stunde seines Abschieds …

Dabei werden viele Fragen eure Herzen bestürmen: Wie es jetzt aussehen würde, wie groß es schon wäre? Was es im Kindergarten machen würde oder in der Schule? Wie glücklich es wohl wäre …?

Lasst sein Leben in euren Träumen und Gedanken so schön werden, wie ihr es ihm gewünscht habt; und etwas so Besonderes, wie euer Kind es war.

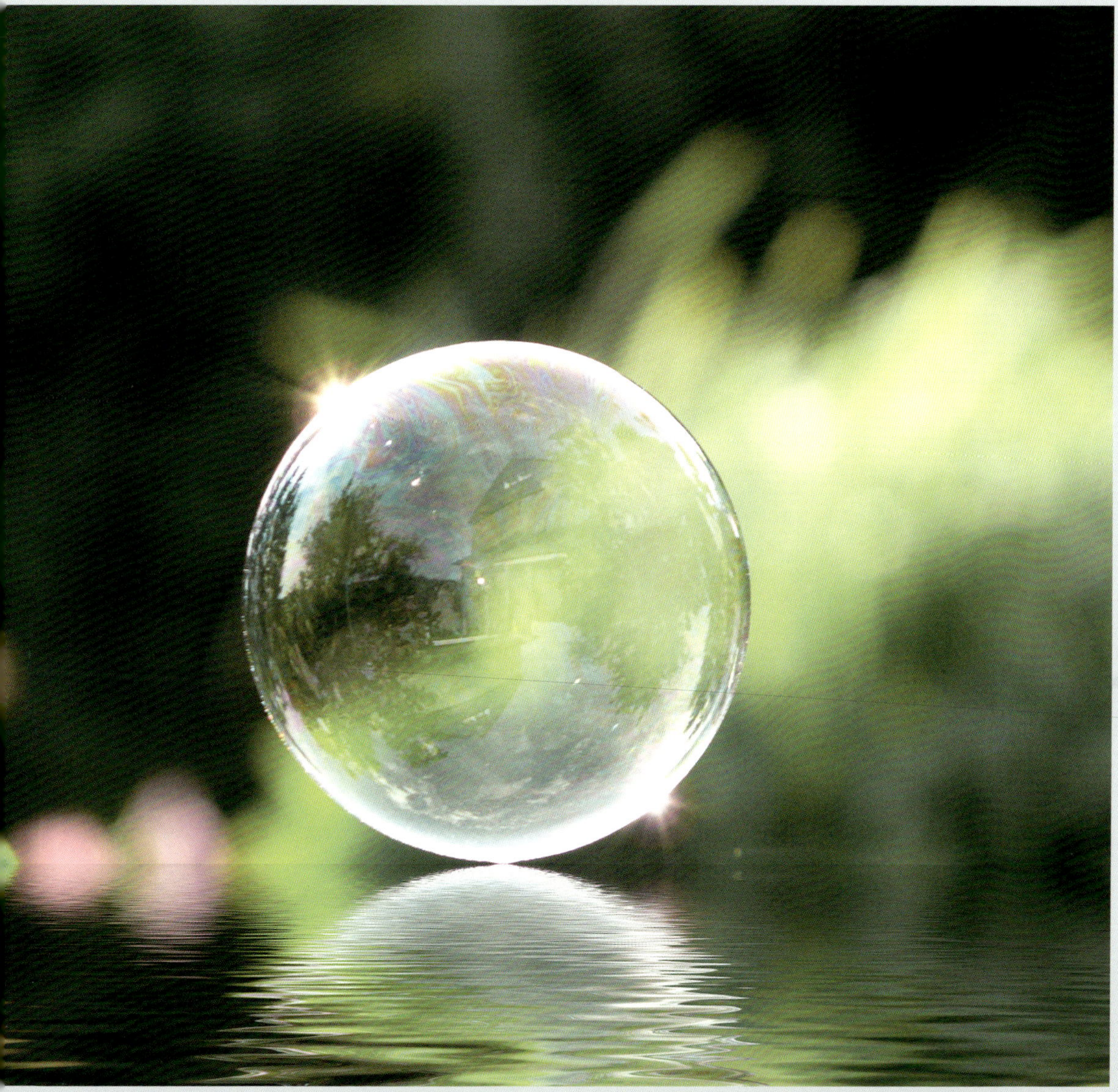

Eure Liebe zueinander

Ich wünsche euch,
dass ihr in der Trauer um euer Kind liebevoll versucht,
einander Schutz, Halt und Trost zu sein.

Ich wünsche euch,
dass eure Liebe zueinander euch die Kraft gibt, die ihr jetzt
braucht, um den Schmerz gemeinsam tragen zu können.

Ich wünsche euch,
dass die Liebe zu eurem Kind euch beide
noch mehr zusammenschmiedet und dass ihr
für immer mit ihm verbunden bleibt.

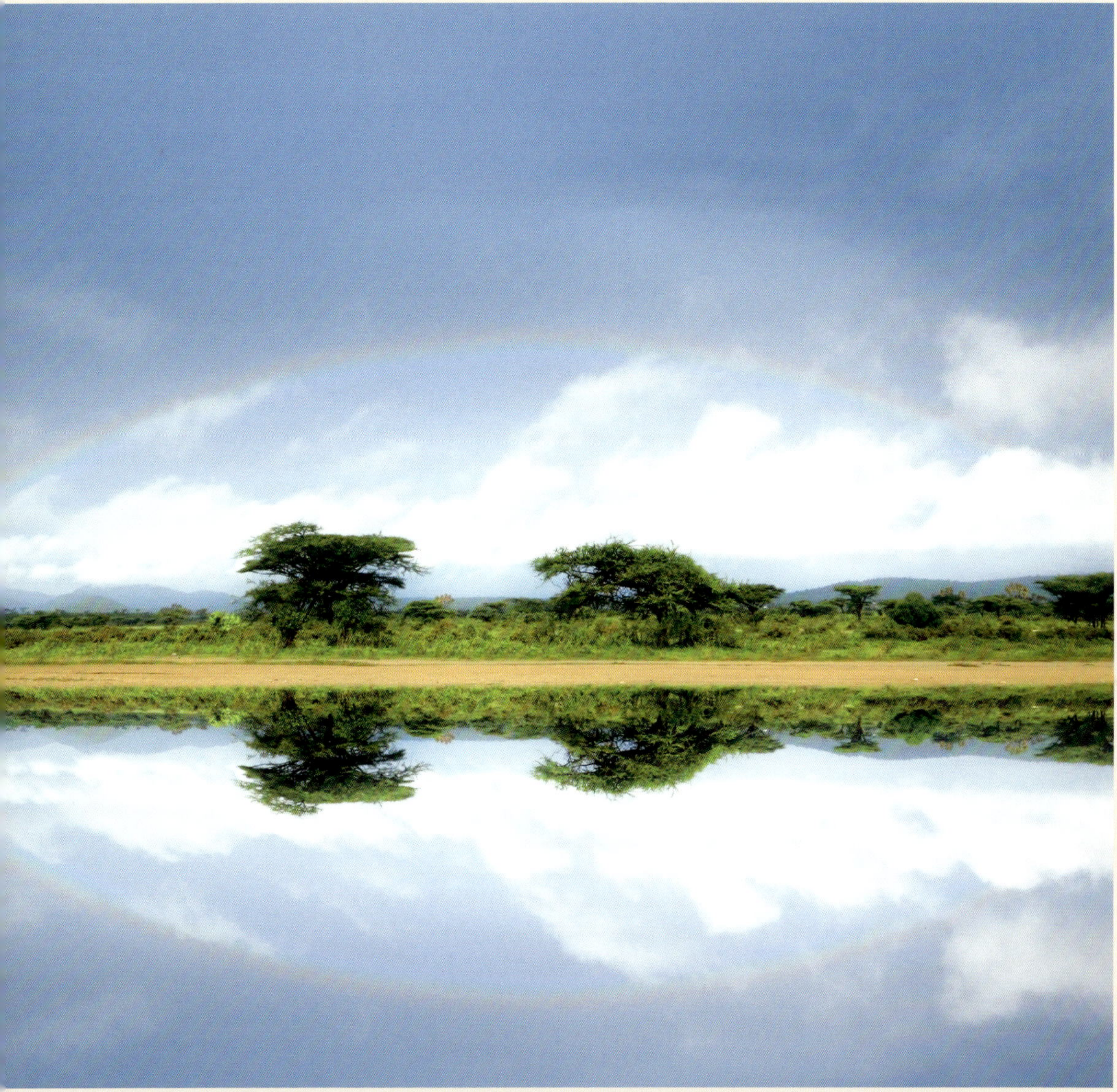

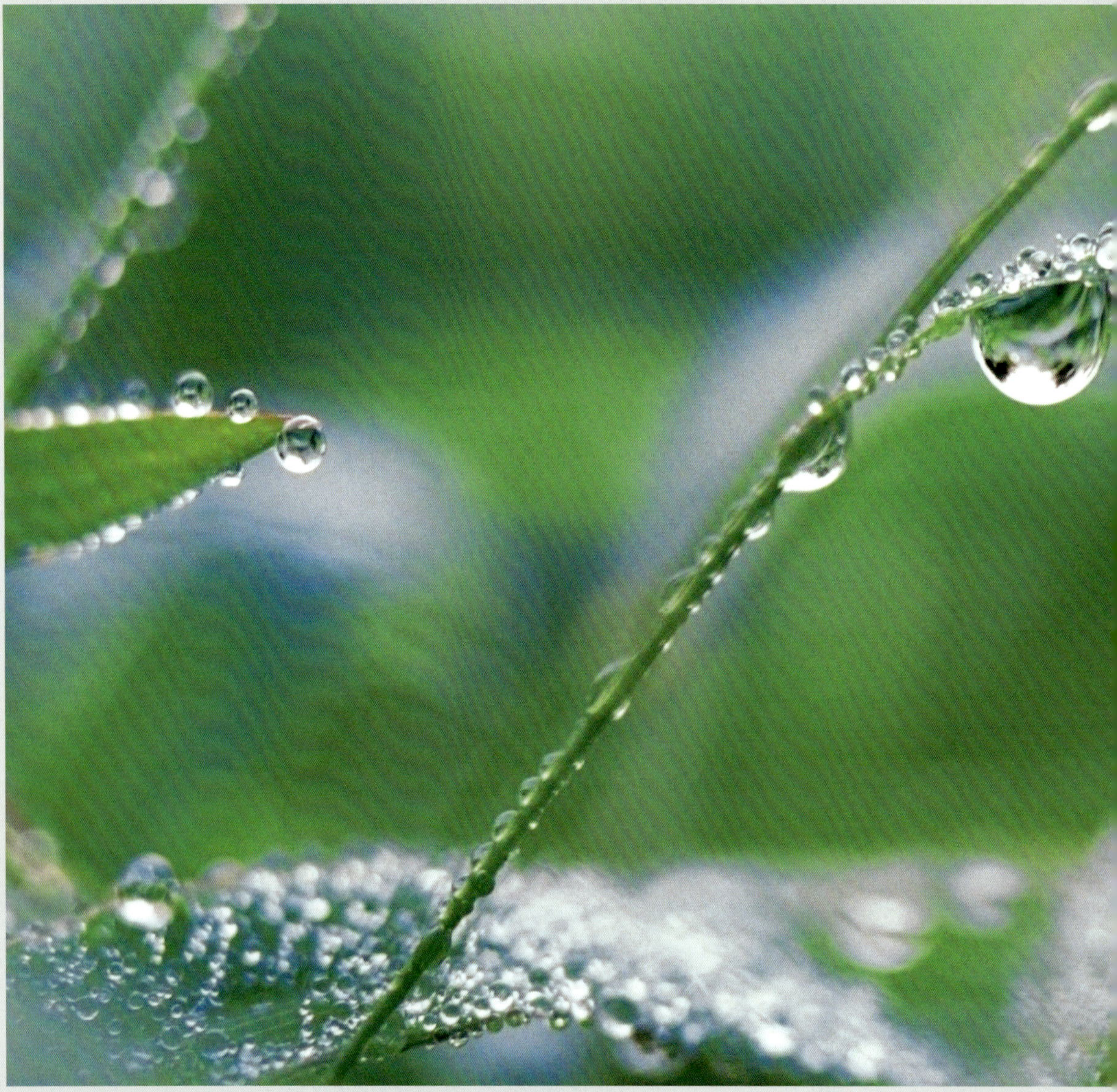

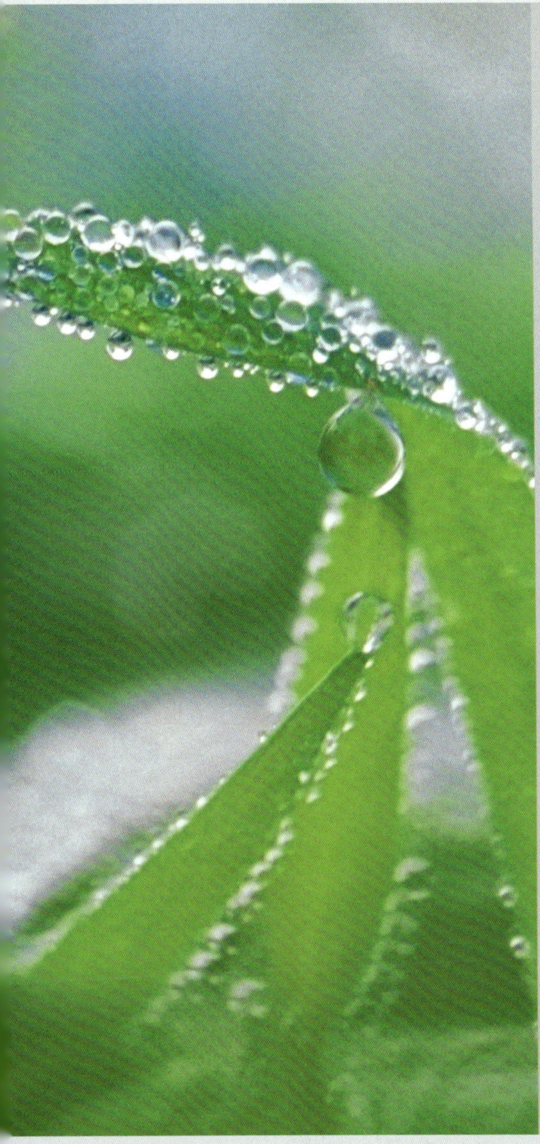

In den Tränen
der Trauer erzählt
die Liebe von
unserer Hoffnung,
einander
wiederzusehen.

Es bleibt so viel Schönes

Ihr musstet euer Kind wieder hergeben
und doch durftet ihr so viel Schönes behalten:

In euren Erinnerungen wohnt die Freude,
die es in euer Leben brachte,
und all das Glück,
das euch mit ihm geschenkt war.

In euren Träumen seht ihr sein Lächeln
und in euren Herzen ist euer Kind
für immer daheim.

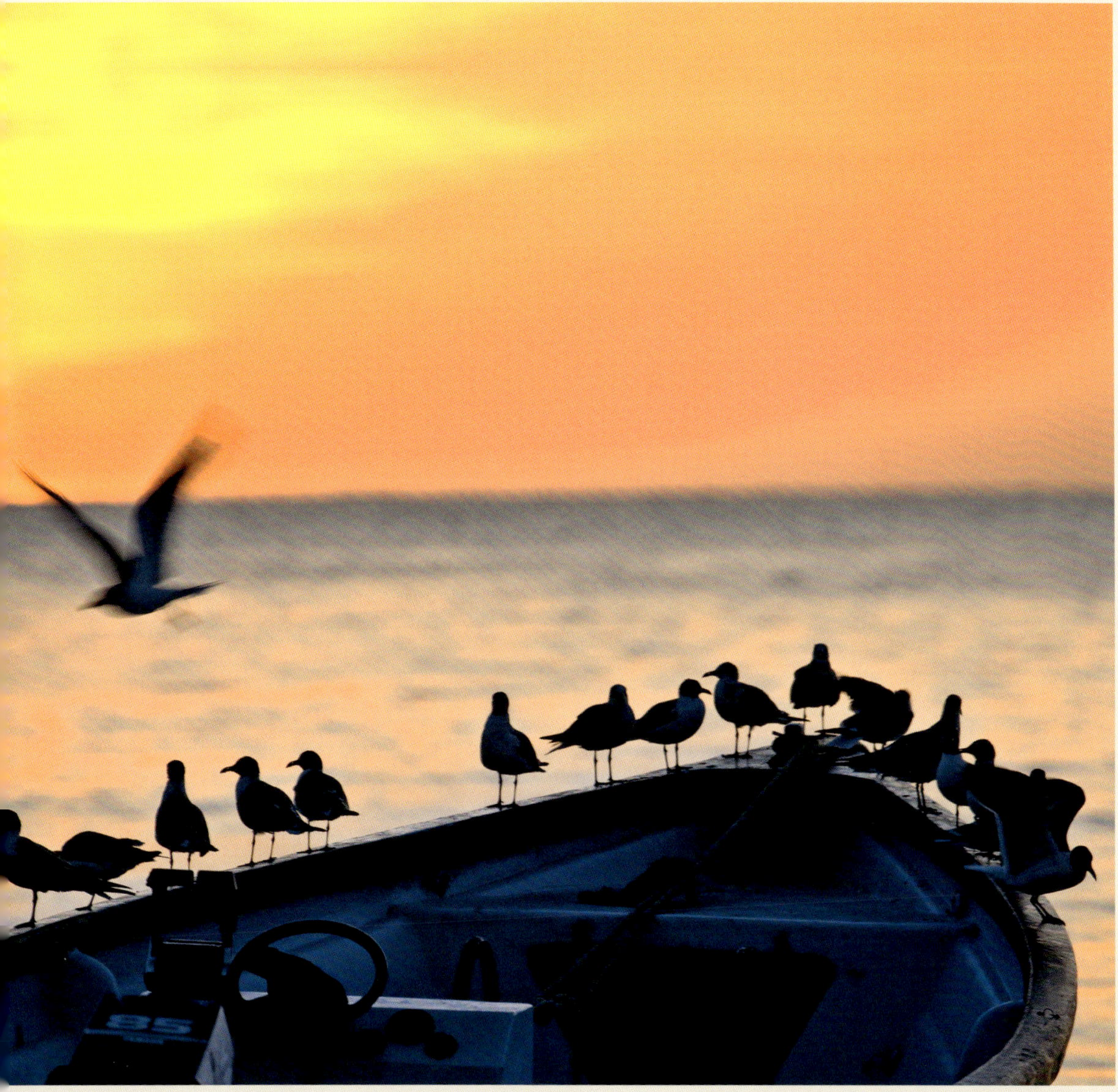
85

Kostbares Geschenk

*Auch wenn der Gedanke daran jetzt noch
so unvorstellbar ist, dass er schmerzt:
Es kommt die Zeit, in der die Trauer euch
behutsam wieder freigeben und sich in tiefe
Dankbarkeit wandeln wird; die Zeit,
in der euch das Leben wieder ganz braucht.*

*Ich wünsche euch,
dass es euch dann gelingt, die Erinnerungen
an euer Kind und an die Zeit mit ihm als kostbares
Geschenk zu bewahren und dennoch frei zu werden
für neue Wege, für ein neues Leben.*

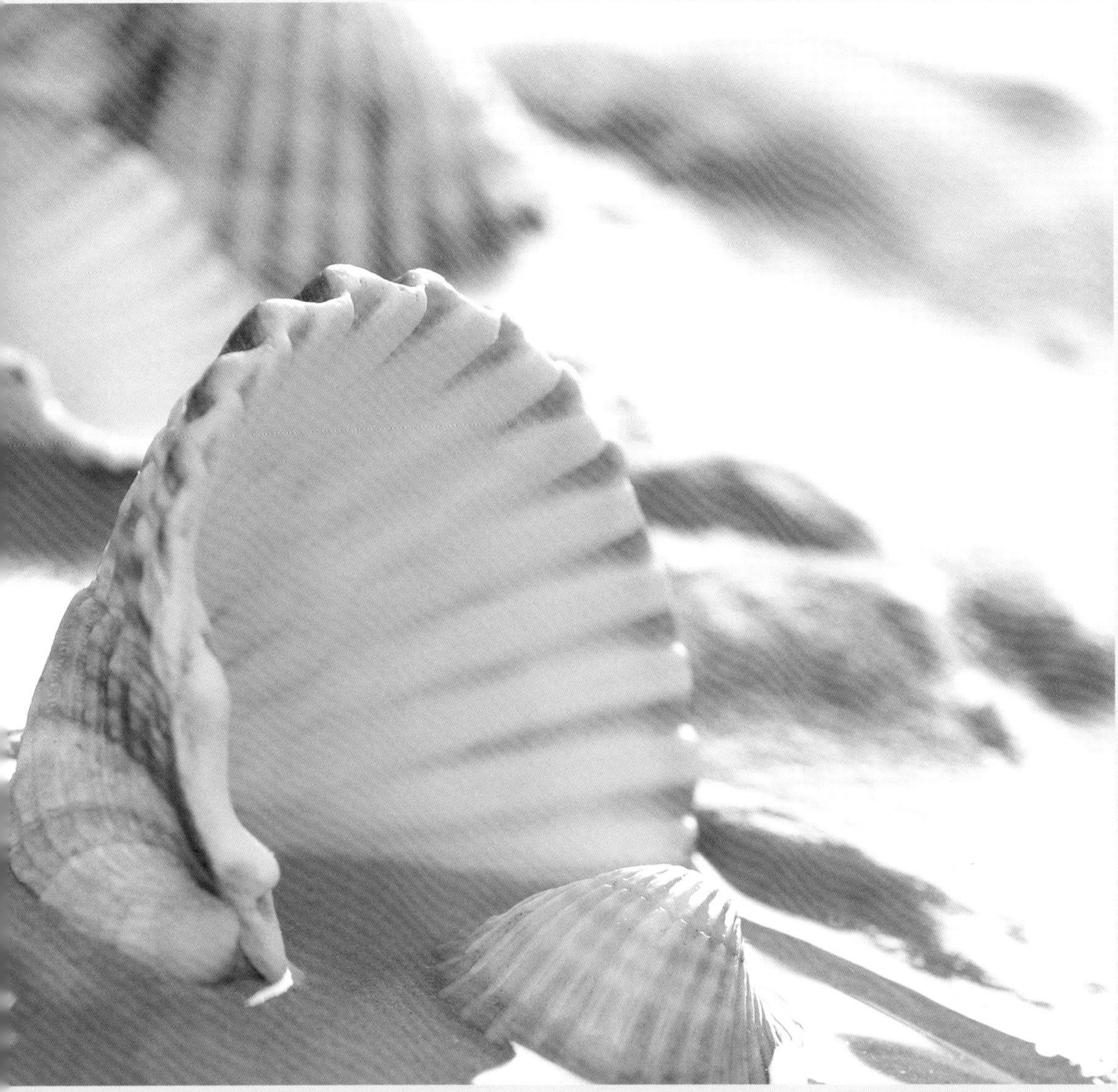

Über die Autorin:
Irmgard Erath wurde 1944 in Sulz/Vorarlberg geboren. Zunächst galt ihr Interesse vor allem der italienischen Sprache und dem Zeichnen, bis sie zu ihrer ganz besonderen Begabung fand: dem Verfassen von Aphorismen und Prosatexten. Ihre erfolgreichen Bücher sind Ausdruck ihres liebevollen Einfühlungsvermögens und sprechen vielen Menschen aus dem Herzen.

Bildnachweis:
Titel, U4 u. S. 17: Bernd S./fotolia; S. 5: iStockphoto/ooyoo; S. 7: Mihaela Muntean/Flickr/Getty Images; S. 9: Michael Lander/Nordic Photos/Getty Images; S. 11: iStockphoto/Heather Nemec; S. 12/13: iStockphoto/Michiel de Boer; S. 15: Flirt/f1 online; S. 19: Thomas Oser/fotolia; S. 21: Nacivet/ Photographer's Choice/Getty Images; S. 22/23: Craig Tuttle/Corbis; S. 25 u. 31: iStockphoto/Thinkstock; S. 27: Rob Whitworth/GAP Photos/Getty Images; S. 29: iStockphoto/Pgiam; S. 32/33: Bellurget Jean Louis/Stock Image/Getty Images; S. 35: Jupiterimages/ Photos.com/Thinkstock; S. 37: Rolf Blesch; S. 39: Stephanie Bandmann/fotolia; S. 41: Anna Omelchenko/fotolia; S. 42/43: Comstock/ Comstock/Thinkstock; S. 45: Michael Melford/National Geographic/Getty Images; S. 47: Hemera/Thinkstock.

Idee und Konzept:
Groh Verlag.

Layout & Satz:
ki36 Editorial Design, Petra Schmidt

ISBN 978-3-86713-614-3

117008-4355-01

Ein Lächeln schenken

Geschenke sollen ein Lächeln auf Gesichter zaubern und die Welt für einen Moment zum Stehen bringen. Für diesen Augenblick entwickeln wir mit viel Liebe immer neue GROH-Geschenke, die berühren.

In ihrer großen Themenvielfalt und der besonderen Verbindung von Sprache und Bild bewahren sie etwas sehr Persönliches.

Den Menschen Freude zu bereiten und ein Lächeln zu schenken, das ist unser Ziel seit 1928.

Ihr

GROH